HEILKRÄUTER-
KUNDE
DER KLEINE GUIDE

Die Originalausgabe erschien 2021 in Großbritannien bei
OH!, 20 Mortimer Street , London W1T 3JW
Titel der Originalausgabe: The Little Book of Herbalism
Alle Rechte vorbehalten.

Text © 2021 OH!
Design © 2021 OH!
Redaktionelle Beratung: Sasha Fenton
Redaktion: Victoria Godden
Projektmanagement: Russell Porter
Design: Ben Ruocco
Herstellung: Rachel Burgess

moses. Verlag GmbH, Arnoldstraße 13d, 47906 Kempen
Fon 02152-209850, Fax 02152-209860
Mail info@moses-verlag.de, www.moses-verlag.de

ISBN 978-3-96455-203-7

Übersetzung aus dem Englischen: Stephanie Kuballa-Cottone
Lektorat: Beate Bücheleres-Rieppel
Layout, Typographie, Satz: Weiß-Freiburg, Grafik und Buchgestaltung
Coverdesign: Sandra Kretzmann
Produktmanagement: Tanja Mues

Bildnachweise:
© Innenillustrationen von Creative Market: Seamless Patterns & Mandalas, Seiten 8-10,
18, 23, 28, 30-32, 37, 58-60, 68-70, 82-84, 96-98, 114-116, 130-132, 140, 164-166
© Coverillustrationen von Creative Market (Born in Epic, Celeste Magic Kit, Seamless
Patterns & Mandalas)

Printed in China

HEILKRÄUTERKUNDE

DER KLEINE GUIDE

Marlene Houghton

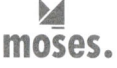

moses.

INHALT

EINLEITUNG

*Der Herr lässt die Arznei aus der
Erde wachsen, und ein Vernünftiger
verachtet sie nicht.*

SIRACH 38,4

Dieses Buch ist eine Einführung in die
faszinierende Welt der traditionellen
Heilkräuterkunde. Pflanzliche Medizin
und die Verwendung von Kräutern als
Heilmittel ist fast so alt wie die Menschheit und bis heute auf der ganzen Welt
verbreitet. In der Pflanzenheilkunde,
auch Phytotherapie genannt, werden
Pflanzen zur ganzheitlichen Heilung
und Gesundheitspflege eingesetzt.

Kräuter können vorbeugend verabreicht werden, aber auch zur Behandlung von verbreiteten Alltagsbeschwerden. Pflanzliche Medizin dient der Anregung und Stärkung der Körperfunktionen und aktiviert die Selbstheilungskräfte des Körpers. Seit Jahrhunderten aromatisieren Kräuter unsere Gerichte, und die Verwendung als Arznei lässt sich bis ins Altertum zurückverfolgen – die früheste Erwähnung findet sich bei den Sumerern vor 5000 Jahren. Pflanzenheilkunde ist keine schulmedizinische Standarddisziplin, sondern eine alternative Heilmethode, die aber auch ergänzend zu konventionellen Therapien angewendet werden kann.

KAPITEL

1

ÜBER DIE KRÄUTER-KUNDE

Werden Kräuter gemeinsam mit der zeitgenössischen westlichen Medizin angewendet, verbinden sie die Vorteile jahrhundertealten, traditionellen Wissens mit der sogenannten integrativen Medizin.

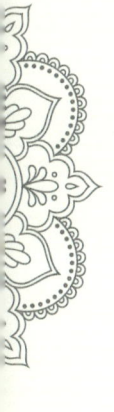

In der westlichen Welt werden heutzutage Kräuter aus ganz unterschiedlichen Kulturen verwendet, etwa aus der Traditionellen Chinesischen Medizin oder aus der ayurvedischen Krankheitslehre.

Die Traditionelle Chinesische Medizin (TCM) existiert seit über 4000 Jahren, und pflanzliche Behandlungen sind fester Bestandteil ihrer Prinzipien. Einer der Grundpfeiler der TCM ist das Qi (gesprochen „tschi"), eine Energie, die allem Leben innewohnt und sich wissenschaftlichen Nachweismethoden entzieht.

Die Chinesen glauben, dass diese Energie den Körper durchfließt. Das System der TCM basiert auf dem Qi und der Theorie von Yin und Yang (damit ist die Harmonie scheinbar gegensätzlicher Kräfte gemeint).

Gesundheit und Krankheit können als Ausdruck zweier Polaritäten verstanden werden, und in einem gesunden Körper befinden sich diese in Balance. Geraten diese Energien aus dem Gleichgewicht, versucht die Traditionelle Chinesische Medizin mithilfe von Kräutern, Ernährung oder Akupunktur eventuelle Defizite auszugleichen.

Ayurveda ist eine uralte indische Heilkunde, die von drei grundsätzlichen Prinzipien bzw. Lebensenergien ausgeht, den sogenannten „Doshas", nach denen auch die Menschen eingeteilt werden.

Auch wenn sich TCM und Ayurveda in ihren Ansätzen unterscheiden, verfolgen beide das Ziel eines gesunden Körpers durch die Wiederherstellung des inneren Gleichgewichts.

**In der westlichen Kräuter-
heilkunde** wird Gesundheit als positiver
Zustand angesehen, während Krankheit als
Ausdruck einer im Körper herrschenden
Disharmonie gewertet wird. Zur Wieder-
herstellung der Homöostase (d. h. des Gleich-
gewichtszustands, der mit Gesundheit gleich-
gesetzt wird), werden Kräuter und andere
Pflanzen eingesetzt, um die Vitalkraft des
Körpers zu steigern.

Pflanzliche Medizin verfolgt stets das Ziel, durch die Verwendung von Kräutern Krankheit abzuwenden. Kommt es zu einer Erkrankung, sollen damit die Selbstheilungskräfte des Körpers aktiviert und die Krankheitsdauer minimiert werden.

So verschieden diese drei Systeme in ihren philosophischen Ansätzen auch erscheinen mögen – alle drei nutzen den pflanzlichen Reichtum unserer Natur zur Förderung der Gesundheit.

Im Westen sind die einst exotisch anmutenden chinesischen und indischen Kräuter und Gewürze, die bis vor einigen Jahren weitgehend unbekannt waren, heute in Reformhäusern, Naturkostläden und auf vielen Märkten leicht zu bekommen und werden auch von immer mehr Menschen verwendet.

In Anbetracht des wachsenden Bekanntheitsgrades solcher Kräuter und Gewürze stelle ich hier einige samt ihrer gesundheitsfördernden Wirkung vor.

Pflanzenheilkunde ist eine eigenständige medizinische Disziplin, deren Arznei zur Selbsthilfe und zur Vorbeugung angewandt werden kann. Bei allen Erkrankungen, die über leichte, alltägliche Beschwerden hinausgehen, ist von einer Selbstdiagnose abzuraten. Im Zweifelsfall sollte das Krankheitsbild immer im Rahmen einer professionellen medizinischen Untersuchung abgeklärt werden.

Kräuter können eine starke Wirkung haben und sind daher stets mit Vorsicht und Bedacht einzusetzen.

Kräuter sind ideal bei leichten Beschwerden, aber bei ernsthaften gesundheitlichen Problemen führt kein Weg an einer ausgebildeten Fachkraft für Pflanzenheilkunde vorbei, welche die erkrankte Person bei Bedarf an eine konventionelle Arztpraxis überweisen kann.

Inwieweit eine medikamentöse Behandlung und Heilkräuter sich gegenseitig beeinflussen, ist in vielen Fällen unklar. Es ist auf jeden Fall ratsam, naturheilkundliche Ärzt*innen zu konsultieren, wenn Sie dauerhaft Medikamente einnehmen. Konventionelle Ärzt*innen sind jedoch in Sachen Kräuter oder pflanzliche Medizin häufig überfragt, da Pflanzenheilkunde nicht Teil der medizinischen Standardausbildung ist.

Schulmedizin und alternative Heilmethoden ergänzen einander. Suchen Sie sich daher eine Ärztin oder einen Arzt mit einer naturheilkundlichen Zusatzqualifikation.

Naturheilkunde hat in der westlichen Welt wieder an Bedeutung gewonnen. Wenn Sie mehr über die „grüne Medizin" und den therapeutischen Einsatz von Heilkräutern erfahren wollen, finden Sie zahlreiche gute Bücher zu diesem Thema.

Sie können auch Kurse, Workshops und Seminare besuchen, in denen Sie sich fortbilden und mehr über die faszinierende Welt der Heilpflanzen lernen können.

Kräuterkundige werden häufig als verschrobene Personen dargestellt, die jede Menge Grünzeug aus ihren Gärten oder vom freien Feld heranschleppen und die übrige Zeit damit verbringen, erstaunliche Tinkturen und Pülverchen daraus herzustellen.

Die „Kräuterfrauen", die diese Pflanzen traditionell sammelten und Heiltränke für die Kranken herstellten, wurden früher von Ärzten, Geistlichen und Mönchen verfolgt und schikaniert, welche das Kräuterwissen vereinnahmten und die weisen Frauen als „Kräuterhexen" diskreditierten.

Bis heute wird die Pflanzenheilkunde von vielen mit Zaubersprüchen und Hexen in Verbindung gebracht und in Wissenschaftskreisen nicht selten verunglimpft oder zumindest belächelt.

Doch glücklicherweise verblassen die alten Vorurteile nach und nach. Die Verwendung von Heilpflanzen als alternative Behandlungsmethode erfährt immer mehr Zuspruch. Dies gilt insbesondere für degenerative und chronische Krankheiten, denen die Schulmedizin machtlos gegenübersteht.

Hunderttausende Pflanzen-
arten besiedeln unseren
Planeten. Bislang wurde nur
ein Bruchteil davon wissen-
schaftlich untersucht, aber die
medizinische Forschung zeigt
zunehmend Interesse an den
Wirkeigenschaften von Pflanzen.
Zahlreiche Studien belegen
den hohen Nutzen bestimmter
Heilkräuter.

Pflanzenbasierte Arznei stellte Anfang des 20. Jahrhunderts die von Ärzten am häufigsten verordnete Behandlungsmethode dar.

Infolge der neuen wissenschaftlichen Entdeckungen im Bereich der Chemie und des Wachstums der pharmazeutischen Industrie werden jedoch nur noch wenige dieser pflanzlichen Mittel weiterhin verwendet.

Stattdessen wurden Krankheiten aller Art nun in erster Linie mit **synthetischen Arzneimitteln** behandelt. Die Pharmaforschung isolierte die arzneilich wirksamen Stoffe einer Pflanze und produzierte synthetische Äquivalente. Die Pharmahersteller warben damit, dass die von ihnen produzierten Arzneimittel sicherer seien, weil eine Zulassung nur nach strengen Tests erfolgte.

Naturheilkundige plädieren dafür, die gesamte Pflanze zu verwenden, weil dadurch alle Eigenschaften der Pflanze zusammenwirken können und der Körper besser auf die heilenden Kräfte anspricht.

Man nimmt außerdem an, dass die übrigen Teile der Pflanze eine Art Schutz- oder Kontrollfunktion ausüben, sodass Nebenwirkungen vermieden und Disbalancen ausgeglichen werden.

Wird ein einzelner Inhaltsstoff einer Pflanze im Labor isoliert, wirkt dieser entweder viel stärker oder schwächer als sein pflanzliches Pendant.

Dies war zum Beispiel bei einer Pflanze namens Meerträubel (*Ephedra*) der Fall: Als der arzneilich wirksame Stoff isoliert wurde, stellte sich heraus, dass er Bluthochdruck verursacht, aber Naturheilkundige, die die gesamte Pflanze verwendeten, konnten diese unerwünschte Nebenwirkung nicht feststellen.

Mutter Natur scheint noch viele Geheimnisse zu hüten!

*Der Gedanke, nicht nur die
Krankheit, sondern die ganze
Person zu behandeln, stößt auf
immer mehr Beachtung. Bei
diesem ganzheitlichen Ansatz
werden Körper, Geist und Seele
im Zusammenhang betrachtet
und bestehende Disbalancen
wieder ins Gleichgewicht
gebracht.*

Naturheilkundige achten eher auf die Ursache des Problems, als Symptome zu behandeln. Sie betrachten den Menschen ganzheitlich und beziehen Körper, Geist und Seele mit ein.

Die **Kräuterheilkunde** und ihre therapeutischen Möglichkeiten sind heute in der westlichen Welt wieder sehr gefragt. Die Menschen wünschen sich eine sanfte Medizin, die den ganzen Menschen sieht. Es gibt keinen Grund, warum „grüne Medizin" und konventionelle Medizin nicht zusammenarbeiten können – zum Wohle der Menschheit.

KAPITEL

2

GANZ-HEITLICHE GESUNDHEIT

und

HEILUNG

In einer Höhle im Irak fand
man in der Erde rund um die
Skelettüberreste eines
Neandertalers große Mengen
an Blütenpollen. Das
könnte darauf hinweisen,
dass schon damals Pflanzen
zu medizinischen Zwecken
verwendet wurden.

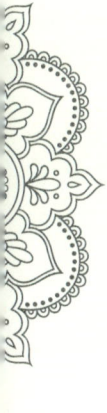

Überall auf der Welt greifen Menschen seit Jahrtausenden auf die heilende Wirkung von Pflanzen zurück. Doch in letzter Zeit mussten wir uns das Recht, bestimmte Pflanzen weiterhin zu gesundheitlichen Zwecken verwenden zu dürfen, erst wieder erkämpfen.

Die Philosophie der Naturheilkunde formulierte der Arzt Christoph Wilhelm Hufeland:

„Vorbeugen ist besser als heilen."

Phytotherapeutische Produkte werden aus
Wurzeln, Stängeln, Blüten oder Blättern
gewonnen. Sie werden in Form von flüssigen
Extrakten, Kapseln, Tabletten oder Tee angeboten.
Wenn die dafür verwendeten Pflanzen aus einem
Kräutergarten stammen, wo sie auf fruchtbarem,
ökologisch bewirtschaftetem Boden wachsen,
sind sie besonders reich an wertvollen
Inhaltsstoffen.

Naturheilkundige glauben, dass Pflanzen Energie besitzen und dann am wirkungsvollsten sind, wenn sie in einer gesunden Umgebung wachsen. Manche Kräuterkundige richten sich bei Aussaat und Ernte nach den Mondphasen.

Wer einen Garten hat, kann Kräuter anpflanzen, sich an ihrem Wachstum erfreuen und sie sowohl in der Küche als auch medizinisch nutzen.

Je deutlicher uns bewusst wird, dass es für uns überlebensnotwendig ist, das ökologische Gleichgewicht auf unserem Planeten zu achten, desto mehr werden wir uns wieder auf das traditionelle Wissen um Heilkräuter, ihre besonderen Eigenschaften und Anwendungsmöglichkeiten besinnen.

Die Wahl des richtigen Krauts zur
Behandlung eines Leidens ist eine
Fähigkeit, die Naturheilkundige in
jahrelangem Studium erworben haben.
Das bedeutet aber nicht, dass nur
ausgebildete Phytotherapeut*innen
sich mit Heilkräutern beschäftigen
können. Wenn Sie diese wundervollen
therapeutischen Pflanzen verwenden
möchten, können Sie das tun und
sie entweder selbst anbauen oder bei
namhaften Anbietern kaufen.

Die Apotheke der Natur hat ein Kraut für fast alle Beschwerden!

Einige Kräuter fungieren als natürliches Antibiotikum, andere stärken das Immunsystem. Die einen können leichte Erkrankungen lindern, wieder andere schenken neue Energie oder beruhigen einen nervösen Geist.

Das Spannende an Heilpflanzen ist, dass sie nicht nur *eine* Wirkungsweise haben, sondern viele. So kann eine Pflanze, die vorbeugend gegen Erkältungen angewandt wird, auch noch anderen Zwecken dienen.

Ich habe für dieses Buch bekannte pflanzliche Heilmittel ausgewählt, die man leicht über den Handel beziehen oder im eigenen Garten anbauen kann. Einige exotische Vertreter sind nur in Form von Nahrungsergänzungsmitteln erhältlich.

WOHL-TUENDE KRÄUTER-BÄDER

Ein Kräuterbad wirkt Wunder für das allgemeine Wohlbefinden.

Kräuterbäder helfen, die durch Rheuma oder Arthritis hervorgerufenen Schmerzen zu bekämpfen, und lindern Ekzeme, Schuppenflechte, Erkältungen und Muskelkater.

Auch ohne dass konkrete Beschwerden vorliegen, verbessern Kräuterbäder bei regelmäßiger Anwendung und mit den richtigen Heilkräutern die Gesamtgesundheit.

Dem **Wasser** werden schon lange Heilkräfte zugeschrieben, und in Kombination mit den richtigen Kräutern werden diese potenziert.

Mit einem Wannenbad, einer denkbar einfachen Behandlungsmethode, können viele alltägliche Beschwerden bekämpft werden, die – auch wenn kein ernsthaftes gesundheitliches Problem vorliegt – Schmerzen und Unwohlsein auslösen.

Ein Kräuterbad beruhigt, vitalisiert und trägt dazu bei, sich rundum wohl in seiner Haut zu fühlen. Die Kräuter können in einen Musselinbeutel gesteckt werden, den Sie ins Badewasser legen.

Lassen Sie den Kräuterbeutel in der Badewanne, solange das Wasser einläuft. Den nassen Beutel können Sie als Waschlappen verwenden.

Aus manchen Kräutern wie z. B. Kamille können Sie zunächst einen Aufguss zubereiten, der dann ins Badewasser gegossen wird.

Kräuter-BÄDER bei GRIPPE und ERKÄLTUNG

Ein duftendes Bad mit den richtigen Heilkräutern ist eine Wohltat.

Ein heißes Bad, das Sie wieder frei durchatmen lässt, lindert Erkältungs- und Grippesymptome. Besonders hilfreich sind hier Kräuter mit einer schweißtreibenden Wirkung, da sie den Stoffwechsel anregen.

Wenn Sie ein solches Bad nehmen, sollten Sie viel trinken, um den erhöhten Flüssigkeitsbedarf des Körpers zu decken.

PFEFFER-
MINZE

Das Kraut wirkt anregend und
abschwellend und hilft, die
verstopften Nasennebenhöhlen
zu befreien.

SALBEI

Die antiseptischen Eigenschaften des Salbei tragen dazu bei, Muskelverspannungen abzubauen, Schmerzen zu lindern und Verstopfung zu beseitigen.

(Hinweis: Nicht im Falle einer Schwangerschaft anwenden!)

Entspannende BÄDER für einen besseren SCHLAF

Wenn Sie angespannt sind, unter Stress stehen und nicht schlafen können, hilft ein heißes Bad mit Lavendel und Kamille. Es löst Verspannungen, beruhigt die Nerven und schenkt ein wohliges Gefühl, das auch den Geist besänftigt.

Für eine erholsame Nacht nehmen
Sie kurz vor dem Zubettgehen ein Bad
mit schlaffördernden Kräutern. Deren
beruhigende Wirkung und der wohltuende
Duft bringt Ihnen die ersehnte Entspannung
und lässt Sie friedlich einschlummern.

LAVENDEL

Seine ausgleichende Wirkung auf das Nervensystem hilft, Ängste und Anspannung zu lindern;
ein Gefühl des Friedens und der inneren Ruhe
breitet sich in Ihnen aus.

KAMILLE

Wenn Sie unruhig oder ängstlich sind und einfach
nicht entspannen können, greifen Sie zu Kamille.

LAVENDEL-KAMILLE-MISCHUNG

Es empfiehlt sich, einen Musselinbeutel mit dieser Mischung auf Vorrat zu haben, um ihn bei Bedarf gleich ins Badewasser legen zu können. Sobald die vereinten Kräfte der beiden Kräuter ihre Wirkung entfalten, können Sie endlich abschalten.

SITZ-
BÄDER

Die heilende Wirkung
der Kräuter wird auch für
Sitzbäder genutzt.

Bei Rückenschmerzen, Entzündungen im Unterleib oder Bauchkrämpfen kann ein Kräuterbad in einer Sitzbadewanne Linderung verschaffen.

Der oder die Badende sitzt aufrecht, das Wasser reicht bis zur Taille. Sitzbäder werden im Rahmen einer Bädertherapie z. B. in Kurorten sowie in Naturheilzentren oder -praxen angeboten.

Es gibt doch nichts Schöneres, als in warmes, duftendes Wasser einzutauchen und sich ein ausgedehntes Bad zu gönnen, insbesondere wenn wir angespannt sind und uns ausgelaugt fühlen.

Kräuter helfen Körper und Geist, sich zu erholen und neue Energie zu tanken.

Während Sie im Vollbad langsam entspannen, steigen wohlriechende Dämpfe auf, und das warme Wasser umschmeichelt Ihre Haut. Der ganze Körper wird desodoriert, und je nachdem, welche Kräuter Sie verwenden, werden überreizte Nerven besänftigt oder neue Energien geweckt.

KRÄUTER-KISSEN

Eine interessante Variante in der Verwendung von Kräutern ist das Kräuterkissen. Hier kommt besonders häufig Lavendel zum Einsatz, dessen wohltuender, besänftigender Duft sich großer Beliebtheit erfreut.

Wenn Sie, wie so viele Menschen in dieser hektischen Welt, unter Schlafproblemen leiden, wirkt ein Lavendelkissen sehr beruhigend und hilft beim Einschlafen.

KAPITEL

3

NATÜRLICHE
ALTERNATIVEN
zu ANTIBIOTIKA

Als das Antibiotikum entdeckt
wurde, dachte man, Infektionen
könnten uns fortan nichts mehr
anhaben. Die in den 1940er-Jahren
entwickelten Arzneimittel wurden
als Allheilmittel gepriesen, und
seither kam eine große Bandbreite
an Antibiotika auf den Markt.
Sie sind die am häufigsten
verschriebenen Medikamente
der Welt.

Leider zeigen Antibiotika immer öfter nicht mehr die gewünschte Wirkung, da sie zu häufig oder falsch eingenommen wurden. Dadurch konnten Bakterien sich anpassen und Wege finden, sich gegen die Antibiotika zur Wehr zu setzen.

Die Entdecker hatten nicht vorhergesehen, dass die winzigen Krankheitserreger sich weiterentwickeln und Resistenzen gegen viele der heute üblichen Antibiotika bilden würden. Manche Infektionen erfordern daher höher dosierte Antibiotika, und es wird aufwendig nach neuen Wirkstoffen gesucht.

Antibiotikaresistente Bakterien sind ein ernstzunehmendes Problem. Krankheiten, die schon als ausgerottet galten, sind wieder auf dem Vormarsch.

Multiresistente Keime, denen auch die stärksten Antibiotika nichts anhaben können, stellen die Menschheit vor große Probleme. Hinzu kommt, dass Antibiotika gegen virale Infektionen ohnehin machtlos sind.

Angesichts dieser weltweiten gesundheitlichen
Bedrohung hat die medizinische Forschung
begonnen, sich verstärkt der Phytologie
zuzuwenden und in der Natur vorkommende
antibiotische Wirkstoffe zu untersuchen.
Auch die verunsicherte Öffentlichkeit hofft, in
der Pflanzenwelt effektive Unterstützung im
Kampf gegen Viren und Bakterien zu finden.
Glücklicherweise weisen viele Pflanzen
antibiotische Eigenschaften auf.

Mutter Natur kann mit einigen überaus
leistungsstarken Protagonisten aufwarten:

ANDROGRAPHIS

Kalmegh oder Andrographiskraut (*Andrographis paniculata*) wird in der ayurvedischen Heilkunde seit vielen Tausend Jahren verwendet und ist dort als natürliches Antibiotikum bekannt. Chinesische Heilende setzen das Kraut traditionell bei Atemwegserkrankungen ein, da es stark antibakteriell und antiviral wirkt.

Die Präparate der ursprünglich in Indien und Sri Lanka beheimateten Pflanze haben mittlerweile den Westen erreicht und erfreuen sich zunehmender Beliebtheit.

ECHINACEA

Die als Sonnenhut bekannte Pflanzengattung diente schon den Indigenen Nordamerikas als Heilmittel. Das Staudengewächs hat antibakterielle, antibiotische und antivirale Eigenschaften und ist vor allem dafür bekannt, das Immunsystem wirkungsvoll zu stärken.

Bei ersten Erkältungsanzeichen eingenommen, kann Echinacea die Symptome lindern oder sogar dafür sorgen, dass die Erkältung gar nicht erst ausbricht. Da es auch andere Infektionen bekämpft, sollte Echinacea in keiner Hausapotheke fehlen.

KNOBLAUCH

Weltweit wird Knoblauch als Heilmittel geschätzt und seit Tausenden von Jahren medizinisch verwendet.

Seine stark antibakterielle und antivirale Wirkung macht man sich bei der Behandlung von bronchialen Infekten, Lungeninfektionen, Erkältungen, Grippe und Sinusitis zunutze.

OLIVENBLATT-EXTRAKT

Das Extrakt aus den Blättern des Olivenbaumes, der auch „Baum des Lebens" genannt wird, enthält viele wertvolle Substanzen und effektive Antioxidantien. Die antibakteriell und antiviral wirkenden Blätter werden von Kulturen auf der ganzen Welt zur Nährstoffversorgung und Heilbehandlung genutzt.

Olivenblattextrakt kurbelt das Immunsystem an und empfiehlt sich besonders für Menschen, die häufig unter Infektionen leiden.

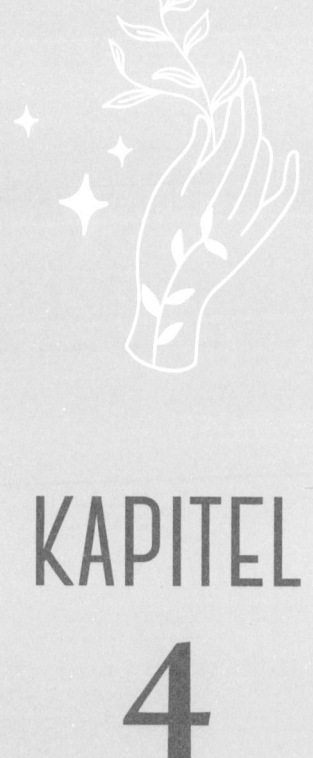

KAPITEL

4

für ein

STARKES IMMUNSYSTEM

Pflanzen können wirkungsvoll
zur Erhaltung der Gesundheit
beitragen. Sie sind vielseitig
nutzbar, als Nahrung wie als
Medizin. Im Einklang mit den
Energien des Körpers sind
Heilkräuter eher auf Gesundheit
als auf Krankheit ausgerichtet.
Gesunde Menschen nutzen
Kräuter, um gesund zu bleiben.

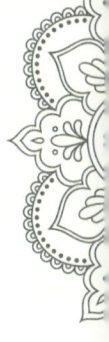

Dieser pflanzenbasierte Ansatz
harmoniert mit dem Immunsystem, das den Körper Tag für Tag schützt und verteidigt.

Dank dieses erstaunlichen Systems ist unser Körper in der Lage, sich gegen Bakterien, Viren und andere krankheitserregenden Mikroorganismen zur Wehr zu setzen.

Unser Leben hängt davon ab, dass dieses System sich in einem ausgeglichenen Zustand befindet. Ist es geschwächt, haben Infektionen leichtes Spiel und können nicht wirkungsvoll bekämpft werden; ist es zu stark, kann es passieren, dass es überreagiert und körpereigene Zellen angreift, wie es bei Autoimmunerkrankungen der Fall ist.

Wir können die Schutzwirkung der Pflanzen dazu nutzen, das Immunsystem im Gleichgewicht zu halten.

In der Apotheke der Natur finden wir Kräuter, welche die Immunabwehr ankurbeln. Damit der Körper in Balance bleiben kann, unterstützen diese wirkungsvollen pflanzlichen Helfer das Immunsystem dabei, seine bedeutende Aufgabe effektiv zu erfüllen.

Die folgenden Kräuter sind für ihre positive Wirkung auf das **Immunsystem** bekannt:

TRAGANT

In der Traditionellen Chinesischen
Medizin schätzt man die kräftigende
Wirkung der Wurzel und nutzt sie
zur Stärkung des Immunsystems.

Dank seiner wärmenden Yang-Eigenschaften ist Tragant (*Astragalus*) ideal für den Winter, wenn überall Erkältungserreger und Grippeviren umherschwirren.

Über einen kurzen Zeitraum präventiv eingenommen, hilft Astragalus dem Immunsystem, seine Funktion optimal zu erfüllen.

HOLUNDER-BEERE

Die reichhaltigen, tiefvioletten Beeren werden in Europa seit Jahrhunderten verwendet und haben ihre gesundheitsfördernde Wirkung längst unter Beweis gestellt.

Die Beeren des Holunders sind voller Flavonoide (eine Gruppe von natürlichen Pflanzenstoffen). Aufgrund ihrer antiviralen Eigenschaften empfiehlt es sich, sie in der kalten Jahreszeit vorbeugend zu sich zu nehmen. Wenn Sie das Gefühl haben, eine Erkältung oder Grippe „auszubrüten", können Holunderbeeren verhindern, dass die Krankheit voll ausbricht.

KANADISCHE GELBWURZ

Die Wurzeln weisen ein breites antibakterielles und antivirales Wirkspektrum auf und wurden bereits lange vor dem Aufkommen von Antibiotika zur Behandlung von Infektionen eingesetzt.

Die Kanadische Gelbwurz (*Hydrastis canadensis*), auch Goldsiegelwurzel genannt, wird heute verwendet, um Erkältungen, Grippe und Schleimhautentzündungen zu behandeln. Die Wurzeln enthalten einen stark antimikrobiellen Stoff namens Berberin, der auch antibiotisch wirkt.

Das Heilmittel bekämpft viele Infektionen äußerst wirkungsvoll und kann den Winter über auch präventiv genommen werden, um gesund zu bleiben. In Verbindung mit Echinacea ist die Effektivität noch stärker.

TAIGAWURZEL

Rinde, Blätter und vor allem die Wurzeln der Taigawurzel (*Eleutherococcus senticosus*) werden in der Pflanzenheilkunde sehr geschätzt. Sie wird auch als Sibirischer Ginseng bezeichnet, gehört jedoch einer anderen Gattung an als der eigentliche Ginseng (*Panax spp.*).

Die Taigawurzel wird seit Tausenden von Jahren in der Traditionellen Chinesischen Medizin angewendet, um das Qi (die Lebensenergie) zu kräftigen.

Sie stärkt die Immunabwehr und hilft unserem Abwehrsystem, Infektionen zu bekämpfen. Taigawurzel wirkt allgemein nervenstärkend, kräftigt den Körper, verbessert die Widerstandsfähigkeit gegen Krankheitserreger und hat sogar antivirale Eigenschaften, die sich positiv auf die Gesamtgesundheit auswirken.

KAPITEL

5

KRÄUTER,

die uns wieder in

BALANCE
BRINGEN

Naturheilkundige glauben, dass viele Krankheiten durch ein Ungleichgewicht im Körper hervorgerufen werden.
Die Ursachen sind vielfältig: Stress, zu wenig Bewegung, schlechte Ernährung, Nährstoff- oder Schlafmangel, falsche Atmung etc. Auch in der Traditionellen Chinesischen Medizin geht es darum, herauszufinden, wo Yin und Yang nicht in Balance sind, und dies mit dem passenden Heilkraut auszugleichen.

Die Intention ist, nicht nur Symptome zu behandeln, sondern die Ursache für ein Leiden zu finden. Die Patient*innen sollen dabei unterstützt werden, eine gesündere, zufriedenere Lebensweise zu etablieren, die den Körper kräftigt und widerstandsfähig macht.

Dieser Ansatz strebt danach, die Person zu stärken und wieder in einen Zustand der Ganzheit zurückzuführen.

Naturheilkundige Ärzt*innen und Heilpraktiker*innen dokumentieren zunächst die Vorgeschichte der Hilfesuchenden und besprechen diese ausführlich. Erst danach arbeiten sie einen Plan aus, welche Heilmittel geeignet sind, die vorliegenden Beschwerden zu behandeln.

Der bzw. die Patient*in wird ermutigt, aktiv zur Erhaltung oder Wiedergewinnung der eigenen Gesundheit beizutragen, statt passiv ein Rezept in Empfang zu nehmen. Das Prinzip der Mitwirkung ist in der Naturheilkunde von großer Bedeutung.

Heilkräuter bringen stockende Energien wieder zum Fließen, stoßen die Reparatur beschädigter Zellen an und verbessern alle Körperfunktionen.

Dieses Konzept ist das genaue Gegenteil des analytischen Ansatzes der westlichen Medizin.

Die folgenden Heilpflanzen stärken den **gesamten Organismus,** der seine Aufgaben dadurch besser erfüllen kann:

ZIMT

Die würzige Heilpflanze mit dem süßlichen Aroma wird in Südostasien gegen Fieber und Erkältungen eingesetzt.

Ceylon-Zimt (*Cinnamomum verum*) hat kräftigende Eigenschaften, wirkt antimikrobiell und krampflösend und schützt vor Pilzinfektionen.

Aus der Rinde des Zimtbaumes kann ein wohltuendes, wärmendes Getränk hergestellt werden. Zerstoßen Sie eine Zimtstange und übergießen Sie die Stücke mit heißem Wasser. Der Tee hat einen milden, süßlichen Geschmack. Zimt hilft gegen Atemwegsinfektionen, wirkt von Natur aus adstringierend und lindert Übelkeit.

Bei Menschen mit Prädiabetes, also der Vorstufe von Diabetes Typ 2, wirkt sich Zimt positiv auf den Blutzuckerspiegel aus.

MARIEN-DISTEL

Die als Lebertonikum bekannte
Mariendistel verbessert die Leber-
funktion insgesamt und hilft,
Leberzellen zu regenerieren.

Der Wirkstoff der Mariendistel (*Silybum marianum*), das Flavonoid Silymarin, schützt die Leber und hilft diesem lebenswichtigen Entgiftungsorgan, die durch Toxine, Umweltverschmutzung, Krankheit und Alkoholmissbrauch entstandenen Schäden zu reparieren.

REISHI

Dieser Heilpilz blickt sowohl in der chinesischen als auch in der japanischen Kultur auf eine lange Tradition zurück und wird auch „Pilz der Unsterblichkeit" genannt.

Der mit dem Glänzenden Lackporling verwandte Reishi-Pilz (*Ganoderma lingzhi*) wird traditionell zur Steigerung des Qi eingesetzt und ist der berühmteste Heilpilz der Welt.

Er regt das Immunsystem an, unterstützt die Leberregeneration, reguliert den Blutzucker und steigert die Vitalität. Der Pilz, der helfen soll, bis ins hohe Alter gesund zu bleiben, hat eine tiefgreifende aufbauende Wirkung auf den ganzen Körper. Er stärkt und normalisiert das gesamte System, insbesondere nach einer Erkrankung.

RÖMISCHE KAMILLE und ECHTE KAMILLE

Beide Kamille-Arten sind weit verbreitet und haben sehr ähnliche Eigenschaften.

Die Römische Kamille schmeckt etwas bitterer, die Echte Kamille wirkt schmerzlindernd. Beide kräftigen die Lunge und können dank ihrer ausgleichenden Wirkung nervöse Unruhezustände besänftigen.

Die getrockneten Blüten werden mit kochendem Wasser übergossen und als Tee getrunken. Bei Bedarf (wenn der Geschmack zu bitter erscheint) mit etwas Honig süßen.

KAPITEL

6

traditionelle
ADAPTOGENE
und
TONIKA

Adaptogene sind biologisch aktive Pflanzenstoffe, die helfen, die verschiedenen Körpersysteme in einen ausgeglichenen Zustand zu bringen bzw. deren Gleichgewicht aufrechtzuerhalten.

Pflanzliche Adaptogene und Tonika werden
seit Jahrtausenden benutzt, um die Energien
des Körpers zu nähren, wiederherzustellen
und zu unterstützen, sodass dadurch ein ganzheitlich ausgeglichener Zustand erreicht wird.

Die stärkenden und regulierenden Wirkstoffe
aus der Natur erhöhen unsere Anpassungs-
fähigkeit an Stresssituationen aller Art.

Adaptogene und Tonika helfen uns, gesund zu bleiben. Sie agieren langsam, verbessern die Gesamtgesundheit und das Wohlbefinden und sollen sogar lebensverlängernd wirken.

Werden sie präventiv eingesetzt, also bevor sich eine Erkrankung entwickelt, können Adaptogene viele Probleme verhüten.

Adaptogene stärken nachweislich den gesamten Körper und führen ihn in seinen „Normalzustand" zurück. Außerdem helfen diese Heilpflanzen dem Körper, den schädlichen Folgen von Stress etwas entgegenzusetzen.

Nicht jede Form von Stress wirkt sich negativ aus, aber wenn Menschen aus einer Stresssituation nicht mehr herausfinden, kann dies ihre Gesundheit beeinträchtigen und zu stressbedingten Krankheiten führen.

Viele Menschen entwickeln Bluthochdruck, weil sie mit Stress nicht umgehen können.

Die Verwendung eines Adaptogens kann blutdrucksenkend wirken; dasselbe Pflanzenpräparat kann aber auch einen zu niedrigen Blutdruck anheben.

In der Traditionellen Chinesischen Medizin glaubt man, dass Stress Energie entzieht, also das Qi schwächt. Pflanzliche Adaptogene und Tonika können diese Energie wiederherstellen. Auch die ayurvedische Heilkunde benutzt Adaptogene, basierend auf der gleichen Überzeugung.

Auf den folgenden Seiten finden Sie einige meiner liebsten Heilkräuter. Wenn Sie stark gestresst sind und das Gefühl haben, unter großem Druck zu stehen, kann die schützende Kraft dieser Pflanzen Ihnen helfen, damit besser zurechtzukommen. Sie spenden Energie, beruhigen überreizte Nerven und mildern Erschöpfungsgefühle. Pflanzliche Medizin wirkt langsam, aber nach zwei bis drei Monaten werden Sie die Besserung spüren.

ASHWAGANDHA

Im Ayurveda schätzt man die
stärkende Wirkung dieser Pflanze,
der zudem verjüngende und
revitalisierende Eigenschaften
zugesprochen werden.

Ayurvedische Heilende verordnen die Schlafbeere (*Withania somnifera*, der Name *Ashwagandha* kommt aus dem Sanskrit), wenn eine geschwächte Konstitution gestärkt werden soll.

Medizinisch genutzt werden vor allem die Wurzeln. Sie sind bekannt für ihre energetisierenden, vitalisierenden und kräftigenden Eigenschaften, insbesondere bei älteren Menschen.

Aus den Blättern der Schlafbeere wird traditionell ein Tee zubereitet. Er soll, vor allem bei Menschen im fortgeschrittenen Alter, Kondition und Ausdauer verbessern.

Ashwagandha wird aufgrund seiner ausgleichenden Wirkung zur Behandlung von Erschöpfungszuständen eingesetzt und kann, wie der deutsche Name verrät, auch bei Schlafstörungen helfen.

Ashwagandha-Präparate – Kapseln, Tabletten, Pulver oder Tinkturen – finden Sie in gut sortierten Reformhäusern.

GINSENG

Die Wurzel dieser sagenumwobenen ostasiatischen Pflanze wird seit Jahrtausenden in der Traditionellen Chinesischen Medizin und koreanischen Heilkunde eingesetzt.

Ginseng (*Panax ginseng*) gilt allgemein als Stärkungsmittel. Er soll den Aufbau der körperlichen Vitalität fördern und wird vorbeugend eingenommen, um gesund zu bleiben.

Wenn der Organismus neue Energie benötigt, ist Ginseng die erste Wahl. Die Traditionelle Chinesische Medizin glaubt, dass zahlreiche Ginseng-Arten die Lebensenergie (das Qi) steigern können. Im Handel finden sich Präparate aus rotem und aus weißem Ginseng, die sich in der Verarbeitung der Wurzel unterscheiden.

Ginseng ist ein sehr vielseitiges Adaptogen, da er zahlreiche aktive Pflanzeninhaltsstoffe, Vitamine, Mineralien und Aminosäuren enthält. Die TCM ist überzeugt, dass eine langfristige Einnahme von Ginseng vor degenerativen Krankheiten schützt.

Auch wenn er kein spezifisch ayurvedisches Mittel ist, zählt Ginseng in Indien zu den verjüngenden Heilpflanzen, und man nutzt seine stärkende Wirkung, um geschwächte, kraftlose Menschen, die ständig frieren, mit neuer Energie zu versorgen.

Der aus den Wurzeln zubereitete Tee muss über mehrere Wochen getrunken werden, damit er seine ausgleichende und stärkende Wirkung entfalten kann. Gerade im Herbst ist Ginseng eine gute Wahl, und nach ungefähr einem Monat werden Sie bemerken, dass Sie über mehr Energie verfügen. Mit Ginseng kommen Sie besser durch den Winter.

Ob als Tee oder Nahrungsergänzungsmittel – Ginseng hilft Ihnen, Ihre Energie wieder voll aufzuladen.

ROSENWURZ

In der traditionellen europäischen und asiatischen Heilkunst wird Rosenwurz (*Rhodiola rosea*) seit mehr als 3000 Jahren verwendet.

Rosenwurz hilft, Stress auszugleichen,
das Nervensystem anzuregen, Müdigkeit
zu vertreiben, Bewusstseinstrübungen zu
reduzieren und Konzentrationsmangel
zu beheben, und soll auch bei leichter
Depression helfen.

Diese erstaunliche Heilpflanze wächst in den
kühlen Gebirgsregionen Europas und Indiens.
Man geht davon aus, dass ihre adaptogenen
Eigenschaften das Immunsystem stärken.
Die Wurzeln sind in der Lage, den Körper
vor Stress zu schützen, und befähigen den
Organismus, sich an fordernde Bedingungen
anzupassen und seine Systeme ins Gleichgewicht zu bringen.

KAPITEL

7

ANTI-AGING

Seit Tausenden von Jahren verwenden Menschen Pflanzen, um den Alterungsprozess aufzuhalten. Viele fürchten das Älterwerden, weil es häufig mit nachlassendem Gedächtnis einhergeht und degenerative Erkrankungen keine Seltenheit sind.

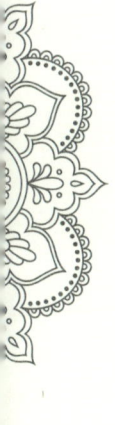

Glücklicherweise finden wir in der Apotheke der
Natur Pflanzen, die helfen, Alterungsprozesse
zu verlangsamen. Natürliche Pflanzenpräparate
können uns dabei unterstützen, die Lebensfreude
zu bewahren und uns nicht „alt" zu fühlen.
Diese Wunder der Natur können dazu beitragen,
dass wir uns lange Zeit einen Zustand von
Jugendlichkeit bewahren.

Ich persönlich bin überzeugt, dass es mir mithilfe der pflanzlichen Medizin noch lange Jahre
gelingen wird, gesund und aktiv zu leben, eine
jugendliche Ausstrahlung zu haben und geistig
rege zu bleiben.

GINKGO

Die altbewährte Heilpflanze ist reich an Flavonoiden und Antioxidantien und hilft, das Gehirn optimal mit Sauerstoff und Nährstoffen zu versorgen, sodass es länger jung bleibt.

Auf diese Weise scheint Ginkgo (*Ginkgo biloba*) dazu beizutragen, altersbedingtem Gedächtnisverlust vorzubeugen, einem verbreiteten Problem.

Die Blätter und Samen haben regenerative Kräfte, und die antioxidative Wirkung des Ginkgo schützt vor freien Radikalen und oxidativem Stress.

GOTU KOLA

Die traditionelle ayurvedische
Medizin betrachtet Gotu Kola
(*Centella asiatica*) als wirkungsvolles
Anti-Aging-Mittel und schreibt
ihm stark energetisierende Eigen-
schaften zu.

Die auch als Indischer Wassernabel oder Tiger-
gras bekannte Pflanze ist reich an Flavonoiden
und wird in Indien seit Tausenden von Jahren
verwendet, um die Lebensspanne zu verlängern
und die Gedächtnisleistung zu verbessern.
Gotu Kola hat einen positiven Einfluss auf das
Bindegewebe, stärkt insbesondere die tieferen
Schichten, fördert die Kollagenbildung, nährt
die Haut und strafft sie.

Die in Gotu Kola enthaltenen Inhaltsstoffe
haben außerdem eine blutreinigende,
entzündungshemmende und wundheilungs-
fördernde Wirkung.

NACHTKERZEN-ÖL

Die ursprünglich aus Nordamerika stammende Nachtkerze hat eine lange Tradition als Heilpflanze. Bereits die Indigenen verwendeten das aus den Samen gewonnene Öl. Die darin enthaltene Gamma-Linolensäure (GLA), eine wertvolle essenzielle Fettsäure, ist wichtig für viele Körperfunktionen.

Nachtkerzenöl ist vor allem bei Frauen ein beliebtes Nahrungsergänzungsmittel, die es bei Menstruationsbeschwerden und in der Menopause anwenden. Darüber hinaus wird Nachtkerzenöl für seinen Anti-Aging-Effekt auf die Haut gerühmt: Es unterstützt ihre natürlichen Funktionen und minimiert vorzeitige Faltenbildung.

Sogar bereits geschädigte Haut profitiert von dem nährstoffreichen Öl. Es hält die Haut insgesamt gesund und verleiht ihr ein jugendliches und faltenfreies Aussehen.

AMLA

Die auch als Indische Stachelbeere
bekannte Frucht des Amlabaums
(*Phyllanthus emblica*) wird im
Ayurveda eingesetzt, um Alterungsprozesse aufzuhalten. Dank ihres
hohen Gehalts an Antioxidantien
wirkt sie verjüngend auf den
gesamten Körper und soll ein
langes Leben schenken.

Die Amlabeere enthält viele wertvolle Nährstoffe und ist reich an Vitamin C, Eisen und Kalzium. Sie strafft die Haut, mindert vorzeitige Alterungserscheinungen und wirkt sich insgesamt positiv auf die Hautgesundheit aus.

Amla zählt zu den wirkungsvollsten pflanz-lichen Stärkungsmitteln und wird wegen der pflegenden Wirkung auf Haut und Haar sehr geschätzt. Anwender*innen berichten von verbesserter Haarstruktur, kräftigerem Haar und vermehrtem Haarwachstum.

DIE ZITRONEN-KUR

Die folgende wahre Geschichte ist einer Freundin von mir in Neapel passiert. Sie zeigt, wie hilfreich alte Hausmittel sein können, selbst in einer so schrecklichen Situation.

Laura und ihr Mann (beide aus Großbritannien) befanden sich auf einer Mittelmeer-Kreuzfahrt. Der Traumurlaub verwandelte sich in einen Albtraum, als ein Großteil der Schiffspassagiere erkrankte, unter ihnen Laura. Zunächst schien es sich um harmlosen, auf Reisen nicht unüblichen Durchfall zu handeln, aber schon bald wiesen die Symptome eher auf Ruhr hin. Laura litt unter starken Schmerzen, hatte Blut im Stuhl, und nichts in ihrer Reiseapotheke schien zu helfen.

Also suchte sie den Schiffsarzt auf, der ihr, ohne wirklich auf sie einzugehen, eine Packung Zäpfchen gab – etwas, das in Großbritannien nur selten verordnet wird.

Der Vorteil an Zäpfchen ist, dass die Wirkstoffe nicht den Magen durchwandern müssen und deswegen vom Körper besser aufgenommen werden können. Bei Übelkeit ist das sicher eine sinnvolle Option.

Allerdings litt Laura nicht an Übelkeit, sondern hatte heftigen Durchfall, daher war ihr nicht klar, wie die Zäpfchen – deren Verwendung ihr zudem äußerst unangenehm erschien – lange genug in ihrem Darm verbleiben sollten, um ihre Wirkung zu entfalten.

Glücklicherweise hatte ein aus Neapel stammender Mitarbeiter, der für ihre Kabine zuständig war, die Lösung für Lauras Problem. Er brachte ihr ein Glas Mineralwasser, in das er den frisch gepressten Saft einer halben Zitrone sowie etwas Süßstoff (für

den besseren Geschmack) gegeben hatte. Dann
versorgte er sie mit einem Vorrat an Zitronen,
Mineralwasser und Süßstoff und wies sie an,
alle zwei Stunden ein Glas Zitronenwasser zu
trinken. Sie solle auch dann mit der Behandlung
fortfahren und drei bis vier Gläser pro Tag
davon trinken, wenn sie sich besser fühle.
Zucker würde ihren Zustand verschlimmern,
daher der Süßstoff.

Die Zitronenkur wirkte Wunder, und schon
bald war Laura wieder auf den Beinen und
konnte die zweite Urlaubswoche genießen.

Seitdem verordnet Laura jedem, der im Urlaub
Durchfall hat, die berühmte **Zitronenkur!**

KAPITEL

8

KRÄUTER-GÄRTEN

Wenn Sie das Glück haben, einen eigenen Garten zu besitzen, können Sie viele Kräuter selbst anbauen. Selbst auf kleinster Fläche werden Ihnen diese Pflanzen viel Freude bereiten – probieren Sie es aus!

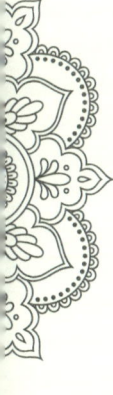

Heilpflanzen sind in der Regel relativ robust und benötigen nicht viel Pflege. Wenn Sie keinen eigenen Garten haben, genügen auch Blumenkästen auf dem Balkon oder der Fensterbank. Das Schöne an Kräutern ist, dass die meisten sowohl draußen als auch drinnen gedeihen und nicht nur therapeutisch, sondern auch kulinarisch vielseitig einsetzbar sind.

Sie bereichern Hausapotheke und Gewürzregal, helfen gegen viele Alltagsbeschwerden und ihr Aroma und Geschmack verleihen zahllosen Gerichten eine besondere Note. Wenn Sie sich bewusster ernähren möchten, schenken frische Kräuter dank ihrer medizinischen Eigenschaften jedem Gericht eine Extraportion Gesundheit.

Wir alle müssen etwas essen, und die einfachste Methode, die Vorteile von Heilkräutern zu nutzen, besteht darin, sie täglich über das Essen zu sich zu nehmen. Es gibt keine klare Abgrenzung zwischen Küchen- und Heilkräutern, beide dienen dazu, unser Wohlbefinden zu stärken.

Die in Lebensmitteln enthaltenen Nährstoffe, die wichtig für unsere Gesundheit sind und eine heilende Wirkung haben, verleihen allen Körpersystemen mehr Energie und Ausgeglichenheit.

Ich liebe die Pflanzen, die in meinem kleinen,
bunten Kräutergarten gedeihen. Ich schenke
ihnen viel Aufmerksamkeit, und es macht mir
Freude, ihnen beim Wachsen zuzuschauen.
Im Gegenzug belohnen sie mich, indem sie
wundervolle Dinge hervorbringen, die ich
vielseitig verwenden kann.

Und meinen Katzen gefallen meine Kräuter-
beete auch! Katzen haben einen gesunden
Instinkt und knabbern gerne an Blättern,
die ihnen guttun.

*Kräuter sind in jeder Hinsicht
eine Bereicherung: Sie sind
nützlich, heilsam, wohlriechend
und wunderschön.*

*Ich hoffe, Sie haben genauso
viel Freude an Ihrem Kräuter-
gärtchen wie ich an meinem!*

Die beste Zeit, mit dem Kräutergarten zu beginnen, ist der fortgeschrittene Frühling, wenn das Wetter einigermaßen vorhersehbar und kein Frost mehr zu erwarten ist. Lorbeer, Basilikum, Schnittlauch, Oregano, Minze, Petersilie, Salbei und Thymian sind bewährte Küchenkräuter, haben aber auch einen medizinischen Nutzen. Wenn Sie sie als Zutat für ein Gericht verwenden, profitieren Sie immer auch von ihrer Heilkraft, sozusagen als Bonus!

Kräuter können als **Tee** oder **Tinktur,** zum **Inhalieren** oder zur **Hautpflege** verwendet werden.

Bei der Aussaat sollten Sie darauf achten, die Samen zwar feucht zu halten, aber nicht zu überwässern. Verwenden Sie nährstoffreichen Kompost, und wenn die Kräuter sprießen, schneiden Sie sie gelegentlich zurück.

Passen Sie den Standort an die Bedürfnisse der jeweiligen Pflanzenarten an. Die meisten Kräuter fühlen sich an einem sonnigen, geschützten Platz mit durchlässigem Boden wohl. Sollen sie auf der Fensterbank wachsen, sorgen Sie dafür, dass die Pflanzen genügend Tageslicht bekommen.

Bei der Gestaltung Ihres Kräuterbeetes können Sie Ihrer Kreativität und Fantasie freien Lauf lassen!

Wenn Sie Kräuter noch nie selbst gezogen haben und unsicher sind, können Sie zum Einstieg vorgezogene Kräuter im Topf kaufen, im Idealfall von einer guten Gärtnerei, aber auch Supermärkte führen solche Kräutertöpfe.

So sparen Sie Zeit und haben gleich frische Kräuter zur Verfügung.

Wenn Ihre Kräuter
ausschließlich in der Küche
wachsen, liefern Basilikum,
Thymian, Petersilie, Rosmarin
oder Lorbeer mit der richtigen
Pflege das ganze Jahr über
Erträge.

Ob als Arznei oder Küchenkraut:

Nichts geht über frisch gepflückte Kräuter!
Da dies aber nicht immer möglich ist, lohnt es
sich, die Kräuter zu trocknen und einen Vorrat
davon anzulegen.

Die beste Zeit zum Kräuterpflücken unter
freiem Himmel ist frühmorgens, sobald der
Tau verdunstet ist.

Die Blätter von Rosmarin und Thymian pflückt man am besten, kurz bevor die Pflanze anfängt zu blühen.

Beide sind nicht nur wunderbar aromatische Zutaten in der Küche, sondern haben auch eine medizinische Wirkung.

Zum Trocknen der Kräuter benötigen Sie einen warmen, trockenen Ort ohne direktes Sonnenlicht. Verteilen Sie die Kräuter auf einem großen Stück Papier und achten Sie darauf, dass die Luft zirkulieren kann.

Kräuterzweige können Sie zu kleinen Sträußchen zusammenbinden und mit der Schnittfläche nach oben an einem dunklen, warmen Ort aufhängen. Das haben schon die Kräuterkundigen im Mittelalter so gemacht.

AUFGUSS

Die Zubereitung ist dieselbe wie bei einer
Kanne Tee. Aufgüsse eignen sich für Blüten,
Blätter und andere oberirdische Pflanzenteile
sowie für feine Wurzeln, Beeren, Samen und
Rindenstücke.

- ½–1 Teelöffel getrocknete oder 1–2 Teelöffel frische Kräuter auf 250 ml Wasser.
- Die Kräuter mit dem kochenden Wasser übergießen, abdecken und ziehen lassen.
- Blüten benötigen 3–4 Minuten, Blätter und weiche oberirdische Pflanzenteile sollten 5 Minuten ziehen.
- Holzige und andere harte Pflanzenteile brauchen etwas länger, ca. 5–15 Minuten.

Je länger der Kräuteraufguss zieht, **desto intensiver** sein Geschmack. Bei Bedarf mit etwas Honig süßen.

ABSUD

Diese Zubereitungsart eignet sich für Wurzeln, Rinde, Samen, Beeren und zerkleinerte harte Pflanzenteile. Bei ihnen ist eine längere Extraktionszeit erforderlich, um die heilenden Eigenschaften verfügbar zu machen.

- Ca. 40 g getrocknete oder 60 g frische Pflanzenteile auf 1 Liter Wasser.
- Die Pflanzenteile im Wasser zum Kochen bringen und etwa 30 Minuten auf kleiner Flamme sieden lassen.
- Nach dem Abkühlen abseihen und den Duft und den Geschmack genießen.

Die zerkleinerten Pflanzenteile luftdicht aufbewahren, damit ihre wertvollen Inhaltsstoffe erhalten bleiben.

TINKTUR

Bei dieser traditionellen alkoholbasierten Art der Zubereitung bleibt die ganze Bandbreite der Pflanzenwirkstoffe erhalten.

Diese Methode eignet sich insbesondere für Pflanzen, deren Wirkstoffe sich in Alkohol besser lösen als in Wasser.

- 25 g getrocknete oder 50 g frische Kräuter.
- 250 ml hochprozentiger Alkohol nach Belieben, z. B. Wodka oder Weingeist.
- 150 ml heißes, aber nicht kochendes Wasser mit dem Alkohol mischen.
- Die gehackten oder zerkrümelten Kräuter in ein luftdicht verschließbares Gefäß geben und mit der Flüssigkeit bedecken.

Den Ansatz im verschlossenen Gefäß an einen kühlen, dunklen Ort stellen und täglich schütteln. Nach 2–4 Wochen die Kräuter durch ein feines Musselintuch abseihen und ausdrücken. Vor dem Essen ½–1 Glas der Kräutertinktur trinken.

Der Vorteil gegenüber wasserbasierten Zubereitungsmethoden: Die medizinische Wirkung einer Kräutertinktur bleibt viele Jahre lang erhalten.

Eine Echinacea-Tinktur bringt in der kalten Jahreszeit das Immunsystem in Schwung, eine Baldrian-Tinktur verhilft zu einem erholsamen Schlaf.

Auch Oregano, Rosmarin und Thymian sind gut geeignet, um Tinkturen herzustellen.

Dadurch, dass die Wirkstoffe der Heilpflanzen in gelöster Form vorliegen, können sie vom Körper rasch aufgenommen und „verarbeitet" werden. Kräutertinkturen lassen sich leicht einnehmen und sind gut verdaulich. Wem die eigene Herstellung zu aufwendig ist, der findet die hochprozentigen Kräuterauszüge in Apotheken und Reformhäusern.

Folgende Heilpflanzen finden in **Heilkunde** und **Küche** besonders häufig Verwendung:

BASILIKUM

Die intensiv duftende Pflanze hat schmerzlindernde, stimmungsaufhellende, antiseptische
und beruhigende Eigenschaften.

Ein aus den Blättern hergestellter Aufguss wird
gegen Erkältungen angewendet. Unter Zugabe
von etwas Honig werden die Blätter auch häufig
zu Hustensirup verarbeitet.

IN DER KÜCHE:

Basilikum gibt es in verschiedenen Sorten und es kann entsprechend vielseitig angewendet werden. Das charakteristische Aroma von Genoveser Basilikum passt beispielsweise hervorragend zu Tomaten und veredelt auch Suppen, wenn man die feingehackten Blätter kurz vor dem Servieren hinzugibt.

Aus der italienischen Pasta-Küche ist Basilikum nicht wegzudenken.

INGWER

Seit Tausenden von Jahren wird diese Pflanze nicht nur als würzige Küchenzutat, sondern auch wegen ihrer medizinischen Qualitäten geschätzt.

Die wärmende Heilpflanze regt den Kreislauf und die Verdauung an. Der aus der Knolle hergestellte Tee hilft in der kalten Jahreszeit gegen Erkältungen.

Auch bei einem gereizten Magen und Schwangerschaftsübelkeit kann Ingwer Wunder wirken.

IN DER KÜCHE:

Die (geschälte) Knolle kann am Stück mitgekocht, in Scheiben geschnitten, kleingehackt oder gerieben werden. Ingwer passt zu Hühnchen- und Fischgerichten, verfeinert Salatdressings und süß-saure Saucen und verleiht einer Gemüse- pfanne mehr Pfiff.

Obstsalat, Kuchen und Crumbles schmecken mit etwas frisch geriebenem Ingwer nochmal so köstlich.

OREGANO

Dieses Kraut aus der Mittelmeerregion ist ein wilder Verwandter des Majoran. Mit seinem würzigen Aroma gehen kraftvolle antivirale und antibakterielle Eigenschaften einher.

Oregano unterstützt bei Infektionen den Heilungsprozess und verkürzt bei Erkältung und Grippe die Krankheitsdauer.

IN DER KÜCHE:

In vielen Ländern ist Oregano fester Bestandteil der kulinarischen Kultur. So würzt das
aromatische Kraut zahlreiche griechische Speisen
wie Moussaka und andere Auberginengerichte,
aber auch Saucen sowie Lamm- und Schweine-
fleisch.

In der italienischen Küche ist Oregano ebenfalls
sehr beliebt, etwa in einer Bolognese und vielen
Nudelgerichten und natürlich auf Pizza.

ROSMARIN

Dieser immergrüne, verholzende Halbstrauch gedeiht draußen im Kräutergarten besonders gut. Dank seiner anregenden und wärmenden Eigenschaften unterstützt Rosmarin die Wundheilung und wird zur Kräftigung der Kopfhaut eingesetzt.

Rosmarintee wirkt belebend und stimmungsaufhellend.

IN DER KÜCHE:

Sein warmes, harziges Aroma verleiht Roastbeef, Lamm, Schweine- und Hühnerfleisch eine wunderbar herzhafte Note.

Aufgrund des sehr intensiven, durchdringenden Geschmacks sollte Rosmarin allerdings sparsam eingesetzt werden.

PETERSILIE

Dieses allseits bekannte Kraut verwenden Heilkundige zur Linderung von Gicht und Arthritis, da es reinigend und harntreibend wirkt.

Ein Tee aus den frischen oder getrockneten Blättern nach den Mahlzeiten verbessert die Verdauung. Auch blutreinigende Eigenschaften werden der Petersilie zugesprochen.

IN DER KÜCHE:

Petersilie ist ungemein vielseitig. Sie ist nicht nur eine schöne Garnitur, sondern schmeckt auch gut in Salaten, Rührei, Sandwiches, Nudel- oder Fischgerichten.

THYMIAN

Das angenehm duftende Kraut ist winterhart und daher draußen im Kräutergarten gut aufgehoben. Thymian wirkt antiviral und hilft dank seiner schleimlösenden und antiseptischen Eigenschaften gegen Erkrankungen der Atemorgane.

Thymian hat auch einen stark antimikrobiellen Effekt und ist ein bewährtes Mittel gegen Schmerzen im Bauch- und Brustbereich. Ein Aufguss aus den frischen oder getrockneten Blättchen hilft, gut durch den Winter zu kommen.

IN DER KÜCHE:

Thymian darf im Bouquet garni nicht fehlen! Dieses klassische französische Kräutersträußchen würzt Brühen, Eintöpfe, Marinaden, Saucen und Suppen. Sein kräftiges Aroma verfeinert Gemüse-, Fisch- und Fleischgerichte.

Aus Thymian, Salbei, Semmelbröseln und etwas Butter lässt sich eine leckere Brathähnchen-Füllung herstellen.

KAPITEL

9

HEILSAME KRÄUTER-TEES

*Ihre Früchte werden
zur Speise dienen
und ihre Blätter
zur Arznei.*

HESEKIEL 47,12

Kräutertees sind eine wunderbar duftende, energiespendende und wohlschmeckende Möglichkeit, etwas Gutes für die eigene Gesundheit zu tun.

Da sie weder Koffein noch dubiose chemische Zusatzstoffe beinhalten, sind sie ein wertvoller Beitrag zu einer gesunden Ernährung und können bedenkenlos regelmäßig konsumiert werden.

Die Zubereitung von Kräutertees war bereits in den alten Hochkulturen weit verbreitet, die ihre beruhigende, wärmende und wohltuende Wirkung zu schätzen wussten.

Auf der **griechischen Insel Ikaria** trinken die Menschen einen dickflüssigen, fast schwarzen Tee aus Kräutern, die sie selbst anbauen. Er enthält unter anderem Ackerminze, Streifenfarn und Salbei, aber die genaue Zusammensetzung ist ein streng gehütetes Geheimnis.

Die Bewohnerinnen und Bewohner der Insel
erfreuen sich meist bis ins hohe Alter bester
Gesundheit. Viele werden 100 Jahre alt und
führen dies auf den dunklen Kräutertee zurück,
den sie regelmäßig trinken.

Der Tee scheint seine Wirkung nicht zu verfehlen:
Ikaria ist bekannt als die Insel, auf der die
Menschen „das Sterben vergessen"!

*Kräutertees erleben gerade
ein Revival. In Naturkostläden, Reformhäusern und
Teegeschäften findet sich
eine große Auswahl.*

Sogar in Supermärkten wird man fündig. Für jede Gelegenheit gibt es den richtigen Tee, und die heilsame Wirkung können alle Fans des heißen Kräuteraufgusses bestätigen.

Das Allerbeste ist natürlich, Kräuter aus dem eigenen Garten zu verwenden. Sie können nach Bedarf frisch geerntet werden, dadurch bleibt ein Maximum der wertvollen Inhaltsstoffe erhalten.

Kräutertee ist denkbar einfach in der Zubereitung: Einfach die frischen oder getrockneten Pflanzenteile in die vorgewärmte Kanne geben und mit kochendem Wasser übergießen; ungefähr 4 Minuten ziehen lassen, dann abseihen und genießen.

Erscheint Ihnen der Geschmack zu bitter oder zu stark, können Sie etwas Honig, eine Scheibe frischen Ingwer, eine Zimtstange oder ein Stück frische Zitrone hinzugeben. Selbstgemachter Kräutertee schmeckt in der Regel besser als gekaufter Beuteltee, aber natürlich können Sie auch fertige Teemischungen verwenden.

Um aus Wurzeln, Rindenstücken, kleinen Zweigen oder anderen harten Pflanzenteilen einen Heiltee zuzubereiten, muss zunächst ein Absud hergestellt werden (siehe Seite 146 f.). Ein einfaches Übergießen mit heißem Wasser reicht in diesem Fall nicht aus, um die wertvollen Wirkstoffe aus den Pflanzenteilen herauszulösen.

KAMILLE

Kamille zählt zu den bekanntesten
Heilkräutern überhaupt.

Kamillentee hilft gegen Nervosität und innere Anspannung, Magenverstimmungen, Appetitlosigkeit, Sodbrennen sowie Verdauungsstörungen und lindert Reizdarmbeschwerden.

Wenn Sie unter Schlafproblemen leiden, sollten Sie diesen Tee direkt vor dem Zubettgehen trinken.

Kamillentee ist einfach zuzubereiten: Die getrockneten Blüten werden mit kochendem Wasser übergossen.

LÖWENZAHN

Kräuterkundige schätzen seine blut- und leberreinigende Wirkung. Löwenzahn hilft, die durch Leberprobleme verursachte überschüssige Flüssigkeit aus dem Körper auszuscheiden, und regt die Gallenproduktion an. Bitterkräuter wie der Löwenzahn werden in der pflanzlichen Medizin traditionell zur Förderung der Verdauung eingesetzt. Die frischen, jungen Blätter können auch als Salat gegessen werden.

Um einen Löwenzahntee zuzubereiten, werden Wurzeln und/oder Blätter mit kochendem Wasser übergossen.

Auf die harntreibende Wirkung des Löwenzahns verweisen auch umgangssprachliche Bezeichnungen wie „Bettseicher" (Bettnässer) oder der französische Name *Pissenlit*.

INGWER

Dieses wärmende Gewürz wird in der Traditionellen Chinesischen Medizin seit vielen Tausend Jahren verwendet. Ingwer lindert Brechreiz, Reiseübelkeit und Seekrankheit und hilft auch gegen Halsschmerzen. Die medizinischen Wirkstoffe stecken im Rhizom (Wurzelstock).

Wenn Sie von der heilenden Wirkung des Ingwers profitieren wollen, müssen Sie einen Absud herstellen. Dazu geben Sie 40 g geriebenen frischen oder getrockneten Ingwer in 600 ml Wasser, das Sie zum Kochen bringen und 10 Minuten auf kleiner Flamme sieden lassen. Mit etwas Honig süßen.

Dieser Absud zeichnet sich durch einen intensiven Geschmack und eine starke medizinische Wirkung aus. Gekaufter Ingwertee im Beutel hat ein deutlich schwächeres Aroma.

BRENN-
NESSEL

Die meisten halten Brennnesseln für Unkraut, aber die Pflanze hat interessante medizinische Eigenschaften. Sie ist ein wichtiges Bluttonikum, unterstützt die Leber, wirkt blutreinigend und hilft, Blutungen zu stillen. Eine Vielzahl an gesunden Inhaltsstoffen stärkt das gesamte System.

Um einen Brennnesseltee zuzubereiten, pflücken Sie einfach eine Handvoll Blätter aus Ihrem Garten (bestenfalls mit Handschuhen) und werfen sie in einen Topf mit kochendem Wasser.

Den Topf abdecken, vom Herd nehmen und die Brennnesseln eine Stunde ziehen lassen. Danach abseihen und den intensiven Geschmack genießen.

Brennnesseln haben harntreibende Eigenschaften und können daher gegen Wassereinlagerungen im Körper helfen.

PFEFFERMINZE

Pfefferminztee duftet nicht nur wunderbar, sondern fördert auch die Verdauung, hilft gegen Übelkeit und beruhigt Magenkrämpfe, wie sie bei Menschen mit Reizdarmsyndrom häufig vorkommen. Untersuchungen der Tufts University in Massachusetts (USA) bescheinigen der Pfefferminze antibakterielle und antivirale Eigenschaften sowie eine stark antioxidative Wirkung.

Für eine Tasse Pfefferminztee einfach die frischen oder getrockneten Blätter mit kochendem Wasser übergießen, ziehen lassen, abseihen und vor dem Genuss etwas abkühlen lassen.

Pfefferminze wird traditionell zur Reinigung des Körpers eingesetzt und kann dem Organismus insbesondere in der kalten Jahreszeit helfen, sich gegen Erkältung und Grippe zur Wehr zu setzen.

SALBEI

Dank seiner antioxidativen Wirkung ist Salbei ein beliebtes Anti-Aging-Mittel. Wenn Sie Salbei in Ihrem Kräutergarten haben, können Sie kleine Sträuße davon in der Küche zum Trocknen aufhängen und haben so immer eine Portion Blätter für einen heilsamen Teeaufguss zur Hand.

Seine schmerzlindernde Wirkung beruhigt auch ein gereiztes Nervenkostüm. Wenn Sie also unter Spannungskopfschmerz leiden, hilft eine Tasse Salbeitee, den Druck zu verringern.

Die Zubereitung ist genauso wie beim Pfefferminztee (siehe Seite 183).

Salbei wirkt schleimlösend, lindert Erkrankungen der oberen und unteren Atemwege und hilft somit auch jenen, die unter saisonalen Allergien leiden.

THYMIAN

Thymiantee bekämpft dank seiner stark antimikrobiellen Eigenschaften wirkungsvoll Erkältungen und Infektionen. Regelmäßig getrunken, stärkt er Nerven- und Immunsystem. Die getrockneten Blätter werden mit kochendem Wasser übergossen. Nach einigen Minuten abseihen und die wohltuende Wirkung genießen.

*Wenn Ihnen der Aufwand
zu groß ist, aus den
beschriebenen Kräutern Tee
zuzubereiten, finden Sie
in Supermärkten, Reform-
häusern und Drogerien eine
große Auswahl an fertigen
Beuteltees. Die Heilwirkung
ist allerdings größer, wenn Sie
selbst gezogene oder wild ge-
sammelte Kräuter verwenden.*

ZUM ABSCHLUSS

Wenn meine Katzen sich nicht wohl-
fühlen, fressen sie ein bisschen Gras.
Der davon ausgelöste Brechreiz hilft
ihnen, sich von Unverdaulichem zu
befreien, und kurz darauf geht es ihnen
wieder besser. Diese klugen Tiere
spüren, dass die Pflanzenwelt ihnen
hilft, die Dinge wieder ins Gleichgewicht zu bringen.

Die alten Kulturen wussten ganz ohne
wissenschaftliche Labors, welche
Pflanzen eine Heilwirkung hatten und
welche nicht – dank Erfahrung, Beob-
achtung und Intuition. Pflanzenheilkunde ist spiritueller als rationale
Naturwissenschaft. Kräuterkundige und
Heilende müssen über viel Einfühlungs-

vermögen verfügen und auf ihre Intuition vertrauen können, sodass sie instinktiv wissen, welche Pflanze dem Körper gerade guttut.

Die Wissenschaft hat sich lange schwer damit getan, die Bedeutung des Instinkts anzuerkennen. Viele bezweifeln nach wie vor, dass die Wirksamkeit einer Heilpflanze von Faktoren abhängt, die sich mit wissenschaftlichen Mitteln kaum nachweisen lassen. Keine Pflanze ist wie die andere: Wachstumsbedingungen, Mondphasen, Bodenbeschaffenheit und vieles mehr nehmen Einfluss darauf, welche Eigenschaften ein Kraut ausbildet. Jedes Jahr ist der innere Aufbau einer Heilpflanze ein klein wenig anders als im Vorjahr, und dies bringt Bakterien und Viren aus dem Konzept.

Die Schulmedizin kann nicht alle Krankheiten heilen. Es ist höchste Zeit anzuerkennen, dass die Pflanzenwelt viel zu bieten hat. Wir dürfen nicht zulassen, dass dieses wertvolle Wissen verlorengeht. Weltweit vertrauen zahllose Menschen auf pflanzliche Medizin. Das Begreifen der Heiligkeit der Pflanzen ist eine intuitive Erfahrung, verbunden mit praktischem Wissen und Logik.

Ich hoffe, es hat Ihnen Freude gemacht, in die Welt der Heilpflanzen hineinzuschnuppern. Auf dass Sie die Kraft der Kräuter für sich nutzen können!

Haftungsausschluss der Autorin

Bei der Verwendung von Kräutern ist Vorsicht geboten, insbesondere während der Schwangerschaft oder wenn ein gesundheitliches Problem vorliegt. Bei ernsthaften Erkrankungen ist ein*e naturheilkundliche*r Arzt/Ärztin aufzusuchen. Kräuter und Heilpflanzen sind natürlich, aber auch eine überaus starke Arznei.

„Indem wir während
des Genesungsprozesses
auf Heilpflanzen
zurückgreifen,
gliedern wir uns in
den ökologischen
Kreislauf ein."

WENDELL BERRY